Emmanuel Etim

Rácio neutrófilo-linfócito e nível de cálcio em hemodiálise

Emmanuel Etim

Rácio neutrófilo-linfócito e nível de cálcio em hemodiálise

ScienciaScripts

Imprint

Cover image: www.ingimage.com

This book is a translation from the original published under ISBN 978-620-2-07139-0.

Publisher:
Sciencia Scripts
is a trademark of
Dodo Books Indian Ocean Ltd. and OmniScriptum S.R.L publishing group

120 High Road, East Finchley, London, N2 9ED, United Kingdom
Str. Armeneasca 28/1, office 1, Chisinau MD-2012, Republic of Moldova, Europe
Printed at: see last page
ISBN: 978-620-8-26214-3

AGRADECIMENTOS

Agradeço especialmente a Deus Todo-Poderoso pela força divina que me deu para concluir este trabalho. Registo o meu apreço especial pelo falecido Prof. Emmanuel K. Uko, pelo Dr. M. A. Emokpae e pela Prof.ª Josephine Akpotuzor, cuja orientação e mentoria tornaram este trabalho um sucesso, e estou também imensamente grato ao Dr. Osadolor pelos seus conselhos paternais na realização deste trabalho e ao Sr. Iseec Ferdinand, a quem agradeço. E também agradeço a todos os meus amigos que contribuíram para o sucesso deste trabalho.

ÍNDICE DE CONTEÚDOS

Resumo:

Antecedentes/objetivo: Foi documentada uma baixa contagem de linfócitos em doentes com doença renal em fase terminal (ESRD) que recebem hemodiálise de manutenção. Este estudo tem por objetivo correlacionar os níveis de contagem de linfócitos com o nível de cálcio sérico e o rácio neutrófilos/linfócitos (NLR) em doentes com ESRD que recebem hemodiálise no nordeste da Nigéria.

Materiais e Métodos: Setenta e oito (78) doentes em hemodiálise e 75 indivíduos clinicamente saudáveis (controlo) participaram no presente estudo. O hemograma completo e o nível de cálcio sérico foram determinados utilizando um analisador hematológico Sysmex XP-300 e um analisador químico Selectra Pro-S, respetivamente.

Resultados: Os níveis médios da contagem de linfócitos, do volume de concentrado de células, da hemoglobina e do nível de cálcio sérico foram significativamente mais baixos ($p<0,001$), enquanto os valores de neutrófilos e da NLR foram significativamente mais elevados ($p<0,001$) nos doentes com DRT submetidos a hemodiálise, em comparação com os indivíduos saudáveis do grupo de controlo. A contagem de linfócitos foi negativamente correlacionada com o valor da NLR ($r=-0,341$; 0,05), mas positivamente com o cálcio sérico ($r=0,904$; $p<0,001$).

Conclusão: Em doentes com doença renal em fase terminal (ESRD) a receber hemodiálise, a contagem de linfócitos foi negativamente correlacionada com o valor da NLR e positivamente com o nível de cálcio sérico.

Palavras-chave: contagem de linfócitos, nível de cálcio sérico, relação neutrófilos/linfócitos (NLR), hemodiálise.

CAPÍTULO 1

INTRODUÇÃO

A hemodiálise é um procedimento médico que actua como um rim artificial para remover os resíduos do sangue e o excesso de fluidos do corpo quando há insuficiência renal. (WebMD, 2015; Hamiton 2006).

A hemodiálise de manutenção é o método mais comum utilizado para tratar a insuficiência renal avançada e permanente; trata-se de um processo que consiste em colocar uma máquina artificial para efetuar as funções renais.

O rácio neutrófilos/linfócitos (NLR) e o rácio plaquetas/linfócitos (PLR) têm sido estudados como um novo índice inflamatório alternativo para discernir infecções e outros processos inflamatórios em diversas condições de doença (Gurel et al., 2015). Uma medição fácil e pouco dispendiosa da NLR no laboratório clínico pode fornecer informações significativas sobre a inflamação na doença renal crónica, incluindo doentes em pré-diálise e em diálise (Okyay *et al.,* 2013). Num grande estudo de doentes em hemodiálise, foi documentado que uma NLR elevada (aumento da contagem de neutrófilos com uma diminuição da contagem de linfócitos) é útil como índice de mau resultado em várias doenças (Reddan et *al.,* 2003).

Além disso, foi demonstrado que o aumento da NLR e da PLR estava estreitamente associado ao aumento do estado de inflamação em doentes em hemodiálise (Turkmen *etal.,* 2012). A NLR e a PLR são utilizadas como ferramentas de prognóstico em muitas doenças, incluindo a artrite reumatoide, o cancro do pulmão, as doenças cardiovasculares, etc., mas apenas alguns estudos referiram a relação entre a contagem de linfócitos, a NLR e a PLR na doença renal em fase terminal (Johnson et *al.,* 2005).

O rácio neutrófilos/linfócitos (NLR) e o rácio plaquetas/linfócitos (PLR), que é determinado dividindo, respetivamente, a contagem absoluta de neutrófilos e plaquetas pelo número de linfócitos no hemograma completo, é o rácio da contagem de neutrófilos/linfócitos ou plaquetas/linfócitos no sangue periférico e tem sido recentemente considerado um biomarcador da inflamação.

A inflamação tem sido aceite como um dos principais factores que contribuem para o desenvolvimento de doenças cardiovasculares (Fung 2002). Recentemente, revelou-se que o aumento da contagem diferencial de leucócitos e o rácio elevado de neutrófilos para linfócitos (NLR) indicam um aumento do risco de mortalidade a longo prazo em doentes com doença renal em fase terminal (ESRD) (Hatice et *al.,* 2012).

Existem publicações sobre a relação entre o prognóstico e a NLR como biomarcador da inflamação nas doenças renais (Schieffer et al., 2000).

O valor da NLR foi estudado na doença renal terminal, bem como em doenças cardiovasculares, doenças malignas, osteoporose e doença de Alzheimer. (Cedres *et* al.,2012). Foi afirmado que a NLR é um bom biomarcador para determinar a inflamação em doentes com doença renal em fase terminal (ESRD) (Block et *al.,* 2004). Recentemente, verificou-se que a PLR e a NLR estavam positivamente correlacionadas com a contagem de linfócitos, biomarcadores inflamatórios como o fator de necrose tumoral-a (TNF-a) em doentes cardíacos e não cardíacos (Kultigin et *al.,* 2013).

A PLR também revelou ter um valor preditivo significativo em doentes com doença arterial coronária grave (Tadeusz et *al.,* 2015). No entanto, de todas as previsões imunológicas, o aumento dos níveis de biomarcadores pró-inflamatórios em doentes em hemodiálise demonstrou estar associado à mortalidade, enquanto a melhoria da contagem de linfócitos está associada à sobrevivência (Kimmel et *al.,* 1998).

As alterações mais marcantes na imunidade celular em doentes com ESRD são observadas nos linfócitos e nas células apresentadoras de antigénios, o número de linfócitos circulantes é reduzido em doentes em hemodiálise (Kimmel et *al.,* 1998). Observou-se que a ESRD é um estado de imunodeficiência com elevada suscetibilidade a infecções, que é a segunda causa mais comum de morte entre os doentes em hemodiálise (Manal et *al.*, 2005). Existe um estado pró-inflamatório agudo e crónico em doentes com doença renal crónica (DRC), que contribui substancialmente para a morbilidade e a mortalidade (Silverstein, 2009). Além disso, o aumento do número de neutrófilos no sangue periférico (neutrofilia) está associado à formação de trombos e à lesão isquémica (Haumer et *al.*, 2005), bem como a um estado inflamatório. A baixa contagem de linfócitos em pacientes com ESRD em hemodiálise de manutenção foi documentada em poucos estudos (kuwae et *al.*, 2005; Agarwal, 2011; Kim, 2014). Um rácio elevado de neutrófilos para linfócitos (NLR) está associado a uma sobrevivência global adversa em muitos tumores sólidos. A NLR é um biomarcador facilmente disponível e pouco dispendioso (Armond et al., 2014). Existe um risco mais elevado de eventos relacionados com doenças cardiovasculares em doentes com DRC com um aumento do rácio neutrófilos/linfócitos (NLR) no início da sua terapia de diálise (sawako et al., 2015) e o rácio neutrófilos/linfócitos é utilizado como um marcador de inflamação subclínica.

A doença renal crónica (DRC), especialmente a doença renal em fase terminal (DRT), está associada a uma elevada morbilidade e mortalidade devido a doenças cardiovasculares (DCV) e a infecções, que são as duas complicações mais comuns da DRT e que podem estar relacionadas, em parte, com a inflamação crónica e a perda de energia e de proteínas (PEW). Recentemente, num estudo de coorte prospetivo japonês, foi relatado que havia um risco significativamente maior de eventos relacionados com a DCV em doentes com DRC com um aumento de neutrófilos/linfócitos (NLR) no início da sua terapia de diálise (Sawato 2015). Uma vez que uma contagem mais elevada de neutrófilos reflecte inflamação e uma contagem mais baixa de linfócitos reflecte baixa imunidade e desnutrição, a NLR foi considerada um índice mais sensível do que outros marcadores inflamatórios existentes para detetar pessoas com risco elevado de eventos relacionados com DCV. A NLR é também um marcador de inflamação do sistema que se correlaciona com eventos cardiovasculares (Kenan et al., 2014). Para além da NLR, as plaquetas também estão associadas à atividade da doença em doentes com doença inflamatória. Desempenham um papel importante na inflamação e na imunidade, para além de serem o principal elemento da hemostase.

A doença renal em fase terminal (DRT) tornou-se um desafio para a saúde pública com uma incidência e prevalência crescentes em todo o mundo

(Egbi et *al., 2014)*. A África Subsariana, incluindo a Nigéria, parece ser gravemente afetada (Odenigbo et *al., 2013)*. Embora a informação relativa à prevalência de doentes com doença renal em fase terminal em hemodiálise na Nigéria ainda não esteja elucidada, a ESRD tem sido reportada como sendo elevada em alguns estados nigerianos como Bayelsa (Egbi et *al., 2014)* e Delta (Odenigbo et *al., 2013)*. De acordo com um estudo recente, muitas famílias perderam os seus entes queridos devido a doenças relacionadas com os rins devido ao desconhecimento e, em maior medida, ao custo da hemodiálise (Ugboja, 2015). As alterações nos parâmetros hematológicos e a correlação da contagem de linfócitos com o nível de cálcio sérico e o valor da NLR em doentes com ESRD em hemodiálise de manutenção no nordeste da Nigéria ainda não foram totalmente estudadas e este facto foi o ímpeto para o presente estudo.

OBJECTIVOS DO ESTUDO:

a. Correlacionar os níveis de contagem de linfócitos com o nível de cálcio sérico e o rácio neutrófilos/linfócitos (NLR) em doentes com ESRD que recebem hemodiálise no nordeste da Nigéria.

b. Estimar a contagem de linfócitos em pessoas com doença renal em fase terminal em hemodiálise.

c. Avaliar o rácio neutrófilos/linfócitos em doentes com doença renal em fase terminal em hemodiálise.

d. Avaliar o rácio plaquetas/linfócitos em doentes com doença renal em fase terminal em hemodiálise.

e. Para medir o nível de cálcio sérico em doentes com doença renal em fase terminal em hemodiálise

CAPÍTULO 2

REVISÃO DA LITERATURA

A hemodiálise de manutenção tem sido o método mais comum utilizado para tratar a insuficiência renal avançada e permanente desde a década de 1960 (US National Kidney and Urologic Disease Information Clearinghouse, Bethesda). A escolha médica de rotina para alguém que atinge o ponto em que a função renal é insuficiente para sustentar a vida é a hemodiálise de manutenção (Hamiton 2006).

Os seres humanos têm um sistema imunitário elegante que depende de diferentes tipos de glóbulos brancos para os proteger de danos (Kultigin *et al.*, 2013).

Este sistema imunitário elegante é o sistema de defesa adaptativo do hospedeiro, composto por diferentes glóbulos brancos. A perturbação do sistema imunitário pode resultar em inflamação. (Azab et *al.*, 2012) e a inflamação é um fenómeno comum em doentes com ESRD em hemodiálise

GLÓBULOS BRANCOS

Os glóbulos brancos são as células do sistema imunitário que estão envolvidas na proteção do organismo contra doenças infecciosas e invasores estranhos (como células ou proteínas). Todos os glóbulos brancos são produzidos e derivam de células multipotentes (capacidade de se diferenciar em muitos tipos de células) na medula óssea, conhecidas como células estaminais hematopoiéticas. Os glóbulos brancos encontram-se em todas as partes do corpo, incluindo o sangue. (Keizman et *al.,*2012).

Todos os glóbulos brancos têm núcleos (organelos envolvidos por uma membrana), o que os distingue dos outros glóbulos, como os glóbulos vermelhos e as plaquetas. A inflamação contribui para o desenvolvimento da ESRD ao desencadear a libertação de citocinas e o aumento da produção e da atividade das moléculas de adesão, que, em conjunto, contribuem para a adesão e o movimento das células T para o interstício (Libby, 2000). Na ESRD, o endotélio vascular é suscetível de ser lesado por numerosos insultos potenciais, incluindo forças hemodinâmicas (Tamhane *et al.,* 2008). Embora os leucócitos circulantes não adiram ao endotélio vascular saudável, o endotélio lesado expressa diferentes classes de moléculas de adesão que se ligam seletivamente aos leucócitos (Blake 2002). Após a adesão dos leucócitos ao endotélio, são libertados biomarcadores pró-inflamatórios para mediar a transmigração de células inflamatórias para o espaço subendotelial (Zazula et al., 2008).

TIPOS DE GLÓBULOS BRANCOS

Os tipos de glóbulos brancos podem ser classificados em duas grandes categorias com base no seguinte 1. Estrutura: em granulócitos e agranulócitos. (Schindler et *al., 2014).*

2. Linhagem de divisão celular: em células mielóides ou células linfóides. (Libby, 2000).

Os granulócitos são os neurófilos, os eosinófilos e os basófilos. Enquanto os agranulócitos são linfócitos e monócitos.

No entanto, os glóbulos brancos também podem ser classificados com base nas suas caraterísticas físicas e funcionais em 1. fagocíticos, por exemplo, monócitos e neutrófilos

2. Exemplo de linfócito não fagocítico.

Os neutrófilos são um tipo de glóbulos brancos que nos protegem de infecções bacterianas e respondem a processos inflamatórios no corpo, (Schindler *et al., 2014).*

LMPHOCITOS

O linfócito é um dos subtipos de glóbulos brancos do corpo que desempenha um papel importante no sistema imunitário (Zazula, et al., 2008). Os linfócitos incluem: células assassinas naturais, células T ou células do timo, células B ou células da medula óssea (Yeun, et *al.*,2000).Os linfócitos são as principais células da linfa (o fluido que circula pelo sistema linfático). As células T e as células B são os principais componentes celulares da resposta imunitária adaptativa. As células T estão envolvidas na imunidade mediada por células (resposta imunitária que não envolve anticorpos, mas sim a ativação de fagócitos ou a libertação de citocinas), enquanto as células B são principalmente responsáveis pela imunidade humoral (defesa do organismo que envolve anticorpos) (Vanden, 2000). A função das células T consiste em reconhecer um antigénio estranho específico durante um processo de apresentação do antigénio (processo que se baseia em informações transmitidas por fragmentos ou componentes intracelulares apresentados por moléculas na superfície das células infectadas). Depois de identificarem um invasor, as células geram uma resposta específica que é concebida para eliminar ao máximo as células infectadas. As células B respondem aos agentes patogénicos produzindo grandes quantidades de anticorpos, que neutralizam objectos estranhos como células ou proteínas (Takahashi *et* al., 2000). Por outro lado, em resposta aos agentes patogénicos, algumas células T, denominadas células T helper, produzem citocinas que orientam a resposta imunitária, enquanto outras células T, denominadas células T citotóxicas, produzem grânulos tóxicos que contêm enzimas potentes (Steinvinkel et *al.*, 2002) que induzem a morte das células infectadas pelos agentes patogénicos.

DESENVOLVIMENTO DE LINFÓCITOS

Todos os linfócitos têm origem numa célula progenitora linfoide comum durante o processo de hematopoiese na medula óssea (Schiff et *al.*, 2001), a partir da qual se diferenciam nos seus tipos de linfócitos distintos. As células B amadurecem em linfócitos B no equivalente da bursa que, nos seres humanos, é o GALT (Gut Associated Lymphoid Tissue - tecido linfoide associado ao intestino), que se pensa estar localizado nas placas de Peyer (nódulos linfóides agregados) do intestino, enquanto as células T migram para um órgão distinto chamado timo e amadurecem nesse órgão. Após a maturação, os linfócitos entram na circulação e nos órgãos linfóides periféricos (por exemplo, o baço e os gânglios linfáticos) onde procuram agentes patogénicos invasores ou células estranhas. A imunidade celular reflectida na contagem total de linfócitos é reduzida em pessoas com doença renal em fase terminal em hemodiálise de manutenção regular, o que explica a ocorrência frequente de infeção, que é a segunda principal causa de morte em doentes com doença renal em fase terminal (Manal, *et al.*, 2015).

A redução do subconjunto de linfócitos e da imunidade celular é mais acentuada nos doentes que têm sido submetidos a hemodiálise de manutenção (Donato 1992). A baixa contagem de linfócitos na doença renal em fase terminal tem sido documentada desde a década de 1980 (Azab, et *al.*, 2012).

NEUTROFILOS

Os neutrófilos são o tipo de glóbulo branco mais abundante (40% a 70%). Constituem uma parte essencial do sistema imunitário inato (imunidade interna) dos seres humanos. São formados a partir de células estaminais (células biológicas indiferenciadas que se podem diferenciar em células especializadas) na medula óssea (Jilma et *al.*, 1999). Os neutrófilos têm um tempo de vida curto (Memoli et *al.*, 2000), vivem poucos dias e são altamente móveis, pois entram em partes dos tecidos onde outras moléculas de células não conseguiriam entrar (Johnson et *al.*, 2005). Normalmente, os neutrófilos contêm um núcleo dividido em dois a cinco lóbulos. Os neutrófilos são um tipo de fagócito (células que protegem o corpo ingerindo partículas estranhas nocivas ou células bacterianas) e encontram-se normalmente na corrente sanguínea. Durante a fase inicial da infeção ou inflamação, os neutrófilos são uma das primeiras respostas. No entanto, devido ao facto de alguns agentes patogénicos serem indigestos, podem ser incapazes de resolver certas infecções sem a ajuda de outros tipos de células imunitárias, como os linfócitos (El-Hag, A. e Clark, R. 1987). A contagem de neutrófilos é elevada na doença renal em fase terminal devido a processos inflamatórios (Blake *et al.*, 2002).

PLAQUETELA

As plaquetas são células anucleadas e discóides do sangue. As plaquetas são as partículas sanguíneas mais pequenas que revelam a sua dinâmica através da sua morfologia. Estão principalmente associadas à hemostase, na qual regulam e controlam a coagulação do sangue. Apesar de muito dinâmicas, as plaquetas permanecem normalmente inactivas e só são activadas quando um vaso sanguíneo é danificado. No entanto, a hemostase ou coagulação sanguínea não é a única função das plaquetas; pelo contrário, estão envolvidas em vários atributos multifuncionais que monitorizam a homeostase do organismo. A sua elevada sensibilidade a diferentes estados de doença acabou por a tornar num dos marcadores mais acessíveis. Mantendo as interações com os leucócitos e as células endoteliais, restaura o seu comportamento como um importante biomarcador inflamatório (Cerletti, et *al 2012}*. A reatividade das plaquetas para a patogénese de diferentes doenças depende largamente de alguns marcadores biologicamente activos como CD36, CD41, CD42a, CD42b e CD61 (Kakali 2014), que incluem alguns receptores de superfície activos e produtos secretórios de plaquetas. As plaquetas tendem a alterar a expressão e a sinalização destes marcadores em diferentes diagnósticos e prognósticos de doenças, proporcionando um enorme campo para explorar a progressão da doença. Em última análise, a atividade plaquetária está associada ao início das cascatas de coagulação. Os danos nos vasos sanguíneos fazem da superfície subendotelial o principal local de ação das plaquetas. Vários estímulos pró-agregadores promovem a ação de adesão das plaquetas às superfícies subendoteliais. Durante este processo, as plaquetas alteram a sua forma, libertam o conteúdo dos seus grânulos e formam gradualmente agregados, aderindo uns aos outros (Vinik et *al., 2001}* com o objetivo de prevenir e/ou minimizar a perda de sangue. No entanto, como discutido anteriormente, as plaquetas não estão apenas confinadas na regulação da hemostase e da trombose, mas também desempenham muitos papéis fundamentais na fisiopatologia da doença. Recentemente, verificou-se que o PLR (rácio plaquetas-linfócitos) está positivamente correlacionado com a contagem de linfócitos, biomarcadores inflamatórios como o fator de necrose tumoral-a (TNF-a) em doenças cardíacas e não cardíacas, bem como na doença renal em fase terminal (ESRD).

CÁLCIO

O cálcio é um dos catiões intracelulares presentes na maioria das células humanas (Gergely 2013). O cálcio desempenha um papel regulador numa série de funções especializadas no corpo. O cálcio desempenha um papel na contração do músculo esquelético e do músculo (incluindo o músculo cardíaco), na secreção de neurotransmissores, na digestão e na coagulação do sangue (Bohmer, 2000). O cálcio desempenha também um papel importante no bom funcionamento, na ativação e na proliferação dos linfócitos e como mensageiro vital na ativação dos linfócitos; o catião divalente ca^{2+} desempenha numerosos papéis importantes nas respostas imunitárias adaptativas. Sabe-se que o cálcio modula a ativação das células T através do efeito na proteína fosfatase calcineurina e no seu alvo (Fracchia 2013). Uma molécula expressa nas células T que pode potencialmente ligar o cálcio e o substrato de oxigénio reativo (ROS) à regulação metabólica celular é uma serina/treonina quinase da família da proteína quinase associada à morte (DAPK). Estas quinases são capazes de induzir a morte celular quando expressas ectopicamente nas células (feske 2013). Uma molécula que está implicada na dependência obrigatória de cálcio dos linfócitos é a Calcineurina (CN). A calcineurina é uma proteína serina/teonina fosfatase dependente de cálcio e calmodulina, que ativa as células T do sistema imunitário e pode ser bloqueada por fármacos imunossupressores (Cohen 1989). De facto, a calcineurina é o principal alvo da maioria dos fármacos imunossupressores (Musson 2011). Uma causa importante de disfunção nas células do sistema imunitário é a hipocalcemia intracelular (Hannula 2009).

A universalidade e versatilidade do ião cálcio (ca^{2+}) como mensageiro intracelular dependente nos linfócitos foi ilustrada por Martin Bootman em 2001 (Martin 2001). No entanto, o efeito sistemático do nível de cálcio sérico em hemodiálise na função imunitária continua por esclarecer. O rim saudável transforma a vitamina D em hormonas activas (calcitriol) que ajudam a aumentar a absorção de cálcio do intestino para o sangue (Gergely 2013). A determinação da relação entre o nível de cálcio e de linfócitos no sangue de doentes em hemodiálise é essencial devido ao papel do cálcio na proliferação de linfócitos que, por sua vez, determina o estado imunitário e a suscetibilidade a infecções em doentes com ESRD.

INFLAMAÇÃO

A inflamação faz parte da complexa resposta biológica dos tecidos do corpo a estímulos nocivos; (Lavin-Gomez et *al.*, 2011) é uma resposta protetora que envolve células imunitárias, vasos sanguíneos e mediadores moleculares. A função das inflamações é eliminar a causa inicial da lesão celular, limpar as células necróticas e os tecidos danificados pelo insulto original e pelo processo inflamatório e iniciar a reparação dos tecidos. Os sinais clássicos de inflamação aguda são: vermelhidão da pele, calor, inchaço, perda de função (Okyay et *al., 2013).* A inflamação pode ser classificada como aguda ou crónica. A inflamação aguda é a resposta inicial do organismo a estímulos nocivos, enquanto a inflamação prolongada é a inflamação crónica. A Doença Renal Crónica (DRC) e a ESRD estão associadas a vários processos inflamatórios devido às forças hipodérmicas resultantes da anemia crónica e da retenção de resíduos urémicos no sangue.

A FUNÇÃO RENAL NORMAL

Os rins são órgãos em forma de feijão que desempenham várias funções reguladoras essenciais (Foley *et al.,* 1998). Localizam-se na parte posterior da cavidade abdominal, no espaço retroperitoneal, e recebem sangue das artérias renais emparelhadas e drenam para as veias renais emparelhadas (Donato et al., 1992). A principal função dos rins é regular o equilíbrio dos electrólitos no sangue, bem como manter o equilíbrio do pH sanguíneo. Além disso, removem o excesso de moléculas orgânicas do sangue; ajudam também a manter o equilíbrio ácido-base, a manutenção do equilíbrio dos fluidos e a regulação da pressão arterial. Os rins servem o corpo como um filtro neutro do sangue e removem os resíduos solúveis em água, que são desviados para a bexiga. Ao produzir a urina, os rins excretam resíduos azotados, como a ureia e o amónio. São também responsáveis pela reabsorção de água, glucose e aminoácidos (Block et *al.,* 2004). O rim também produz hormonas como o calcitriol e a eritropoietina (Agarwala et al.,2009). A eritropoietina regula o processo de produção de glóbulos vermelhos, enquanto o calcitriol ajuda na adsorção intestinal de cálcio. Uma enzima importante como a renina, que ajuda a regular a pressão sanguínea, também é produzida no rim (Takahashi, et *al., 2002).* Quando há uma insuficiência renal, as funções destas hormonas são prejudicadas. Estas contribuem para o desarranjo do organismo na interação entre a fisiologia do corpo e a disfunção renal.

DOENÇA RENAL EM FASE TERMINAL

A doença renal em fase terminal (ESRD), também designada por insuficiência renal, é a última fase da doença renal crónica. Quando o rim falha, significa que deixou de funcionar suficientemente bem para que possamos sobreviver sem diálise ou transplante renal. Os rins são responsáveis pela filtragem dos resíduos e do excesso de água do nosso corpo sob a forma de urina. Se uma pessoa tem ESRD, os seus rins estão a funcionar abaixo de 10% da sua capacidade normal (Zazula *et al.,* 2008). A ESRD ocorre quando os rins deixam de ser capazes de funcionar a um nível necessário para sustentar a vida.

A doença renal em fase terminal (DRT) é um problema de saúde crónico, que está associado a uma elevada mortalidade devido a doenças cardiovasculares (DCV), infecções (Kato et al., 2015) e processos inflamatórios devidos a forças hipodinâmicas (Guet *al.,* 1998).

HEMODIÁLISE

A hemodiálise é um processo de purificação do sangue de uma pessoa cujos rins falharam, com o objetivo de conseguir a remoção extracorporal (um procedimento em que o sangue é retirado da circulação de um doente para lhe ser aplicado um processo antes de ser devolvido ao corpo) de produtos residuais como a creatinina, a ureia e a água livre do sangue quando os rins se encontram em estado de insuficiência renal (Hatice et *al.,* 2012). Na hemodiálise, o sangue do doente é bombeado através do compartimento de sangue de um dialisador, expondo-o a uma membrana semipermeável, que é uma fibra sintética. À medida que o sangue flui através das fibras, a solução de diálise flui à volta do exterior das fibras, e a água e os resíduos deslocam-se entre estas duas soluções seguindo o gradiente de concentração (Keizman, *et al.*, 2012). O sangue limpo é então devolvido ao corpo através do circuito. A hemodiálise é uma das três terapias de substituição renal (as outras duas são o transplante renal e a diálise peritoneal). A hemodiálise pode ser efectuada em casa ou numa unidade hospitalar. O tratamento de hemodiálise é efectuado por enfermeiros ou técnicos de saúde especializados. Normalmente, é efectuada três vezes por semana.

PRINCÍPIO DA HEMODIÁLISE

O princípio da hemodiálise envolve a difusão de solutos através de uma membrana semi-permeável (Manal e Shaimaa 2015). A hemodiálise utiliza um fluxo de contracorrente em que o dialisado (solução de diálise) flui na direção oposta ao fluxo sanguíneo no circuito extracorporal (Cedres et al., 2012). O fluxo em contracorrente mantém o gradiente de concentração através da membrana num valor máximo e aumenta a eficiência da diálise. A remoção de fluidos (ultrafiltração) é conseguida através da alteração da pressão hidrostática do compartimento do dialisado, fazendo com que a água livre e alguns solutos dissolvidos se movam através da membrana ao longo de *um* gradiente de pressão criado (Donato et *al.*, 1992). A solução de diálise utilizada pode ser uma solução esterilizada de iões minerais; a ureia e outros produtos residuais, o potássio e o fosfato difundem-se na solução de diálise (Pecoits-Filho *et al.*, 2002).

DESVANTAGENS DA HEMODIÁLISE

A hemodiálise é um tratamento imperfeito para substituir a função renal porque não corrige a função endócrina comprometida do rim. O tratamento de hemodiálise (HD) dá geralmente origem a ativação de complementos (Hori, 2002) e a processos inflamatórios no corpo humano.

VANTAGENS DA HEMODIÁLISE

A hemodiálise é um processo de purificação do sangue de uma pessoa. A hemodiálise é uma das três terapias de substituição renal (as outras duas são o transplante renal e a diálise peritoneal) em que uma máquina é utilizada para desempenhar a função do rim de remover resíduos e substâncias tóxicas do sangue.

RÁCIO NEUTRÓFILOS/LINFÓCITOS (NLR) E RÁCIO PLAQUETAS/LINFÓCITOS (PLR)

O hemograma completo é um teste hematológico de rotina para diagnosticar muitas doenças; a contagem de glóbulos brancos é um indicador sensível e facilmente disponível do estado inflamatório dos doentes (Zazula et *al.*, 2008).

O rácio neutrófilos/linfócitos (NLR) e o rácio plaquetas/linfócitos (PLR), que é determinado dividindo, respetivamente, a contagem absoluta de neutrófilos e plaquetas pelo número de linfócitos no hemograma completo, está a tornar-se um novo biomarcador da inflamação (Jilma *et al.,* 1999).
A NLR e a PLR são económicas, estão prontamente disponíveis como parte dos testes de rotina e são preditivas da mortalidade tanto no pré-operatório como no pós-operatório e a NLR também fornece informações valiosas sobre o estado do sistema imunitário dos doentes (Bugada et *al.,2014).*

Embora tenha sido introduzida uma variedade de biomarcadores para medir a inflamação sistémica, ainda são necessários biomarcadores complementares e mais baratos. Além disso, faltam dados sobre a associação de linfócitos com biomarcadores inflamatórios na ESRD em hemodiálise (Kultiginet *al.,* 2013). Por conseguinte, este estudo tem por objetivo determinar a associação da contagem de linfócitos com o nível de cálcio sérico e o rácio neutrófilos/linfócitos em doentes com doença renal em fase terminal submetidos a hemodiálise no estado de Adamawa, na Nigéria

CAPÍTULO 3

MATERIAIS E MÉTODO

Foram incluídos no estudo 153 indivíduos, 78 dos quais eram doentes em hemodiálise, enquanto 75 indivíduos provenientes de dadores de sangue foram utilizados como controlo: doentes em hemodiálise (n = 78) e controlos (n = 75). O sangue dos doentes que estavam a fazer hemodiálise de manutenção regular foi recolhido antes da sua sessão de hemodiálise de rotina no centro de diálise do Federal Medical Center Yola. O sangue de indivíduos clinicamente saudáveis também foi obtido e utilizado como controlo.

Foram colhidos assepticamente três mililitros de sangue através da veia antecubital de todos os indivíduos, em frascos de EDTA e frascos de vacina simples, que foram rotulados com o número do doente, o sexo e a idade. O hemograma completo de cada indivíduo foi efectuado na amostra de EDTA no prazo de uma hora após a colheita, enquanto o soro foi obtido a partir do sangue coagulado no frasco simples rotulado através de centrifugação e foi utilizado para a estimativa do nível de cálcio sérico.

O hemograma completo e o nível de cálcio sérico foram estimados utilizando o analisador hematológico Sysmex XP-300 e o analisador químico Selectra Pro-S, respetivamente. Todas as análises foram efectuadas de acordo com o procedimento operacional normalizado

RECOLHA DE AMOSTRAS:

Foram colhidos assepticamente três mililitros de sangue através da veia antecubital dos indivíduos e colocados em recipientes com EDTA e em recipientes de vácuo simples, que foram posteriormente etiquetados com o número do doente, o sexo e a idade. O hemograma completo de cada indivíduo foi efectuado na amostra colocada no vacutainer com EDTA uma hora após a colheita, enquanto o soro obtido do vacutainer simples foi centrifugado e utilizado para a determinação do nível de cálcio sérico.

ANÁLISES DE AMOSTRAS

HEMOGRAMA COMPLETO:

Utilizando a máquina Sysmex XP 300, o procedimento para a determinação das células sanguíneas (contagem total do sangue) foi efectuado da seguinte forma: As amostras de EDTA foram colocadas num misturador de sangue para hematologia durante cinco minutos e as células sanguíneas foram contadas automaticamente através de uma sonda instalada na máquina Sysmex XP 300. Após quatro minutos, os resultados da contagem de células sanguíneas foram apresentados no ecrã LCD a cores da máquina.

MEDIÇÃO DO NÍVEL DE CÁLCIO

Utilizou-se a máquina Selectra pro-S e os métodos colorimétricos e complexométricos diretos. O procedimento exato é descrito a seguir:

1) A máquina Selectra pro-S foi ligada e deixada a arrancar e a aclimatar-se durante 30 minutos.
2) O reagente de cálcio (arsenazo) foi automaticamente distribuído no compartimento correspondente da máquina.
3) O calibrador, o controlo e a amostra de ensaio foram introduzidos no compartimento correspondente.
4) A máquina foi deixada a calibrar-se automaticamente.
5) A máquina foi autorizada a pipetar e incubar as amostras automaticamente
6) Os resultados foram automaticamente apresentados no ecrã do monitor.

MEDIÇÃO DE NLR E PLR

Os valores da NLR (relação neutrófilos-linfócitos) e da PLR (relação plaquetas-linfócitos) foram obtidos dividindo os valores de neutrófilos e plaquetas pelos linfócitos no hemograma completo, respetivamente.

ANÁLISE ESTATÍSTICA

A análise estatística foi efectuada utilizando o software SPSS (Statistical Package for Social Sciences) 20.0 (Chicago IL). Os valores descritivos foram apresentados como média e erro padrão da média. As variáveis categóricas foram expressas como o número de casos e o valor percentual. O teste de Student foi utilizado para comparar as médias entre os doentes com ESRD e os indivíduos do grupo de controlo, enquanto o coeficiente de correlação de Pearson foi utilizado para calcular a relação entre a contagem de linfócitos, o nível de cálcio sérico e os valores da NLR.

CRITÉRIOS DE INCLUSÃO:

Apenas foram utilizados doentes com DRC em hemodiálise de manutenção de rotina, enquanto os dadores de sangue foram incluídos como grupo de controlo

CRITÉRIOS DE EXCLUSÃO:

Os doentes não sujeitos a hemodiálise foram excluídos deste estudo.

Foram também excluídos os doentes com mais de 70 anos de idade.

CAPÍTULO 4

RESULTADOS

Os níveis médios da contagem de linfócitos, do volume de concentrado de células, da hemoglobina e dos níveis de cálcio sérico foram significativamente mais baixos ($p<0,001$), enquanto os valores de neutrófilos e da NLR foram significativamente mais elevados ($p<0,001$) nos doentes com DRT submetidos a hemodiálise, em comparação com os controlos, como se mostra no Quadro 1. Além disso, a contagem de linfócitos estava negativamente correlacionada com a contagem de neutrófilos, a PLR e o valor da NLR e positivamente com o nível de cálcio sérico, como se mostra na tabela 2.

Table 1 **Full Blood Count, and Serum Calcium Levels in ESRD Patients Receiving Hemadialysis and Clinically Healthy Subjects (Controls).**

PARAMETERS	ESRD Patients (N = 78)	CONTROLS (N=75)	NORMAL VALUES	P VALUE
Lymphocyte count (%)	18.27±4.17	38.53±10.19	25-45	0.001
Neutrophile count (%)	70.36±7.36	52.84±16.35	40-70	0.005
Platelet count (x 10^3/ul)	229.4±79.54	198.6±53.47	150-300	0.005
Packed Cell volume (l/l)	25.64±1.61	43.65±8.17	37-50	0.001
Hemoglobin (g/dl)	8.2±0.51	13.77±3.13	12-16	0.01
Total White Cell Count (x 10^3/ul)	9.53±2.79	6.99±1.38	4-10	0.05
Serum Calcium Level (mmol/l)	1.02±0.33	2.43±0.19	2.2-2.5	0.01

MCH (pg)	25.9±0.99	27.2±2.90	27-31	0.01
MCV (fl)	84.3±3.09	83.44±6.22	83-101	0.01
MCHC (g/dl)	30.99±0.89	32.55±1.23	31-34	0.01
NLR	3.7958	1.2421	1-2.1	0.05
PLR	PLR = 3.2916	3.3628	< 2.918	0.05

Table 2 **correlação da contagem de linfócitos com outros parâmetros medidos em doentes com ESRD que recebem hemodiálise.**

PARAMETERS	CORRELATION COEFFICIENT (r)	P- value
Lymphocyte Count and Nuetrophil Count	-0.201134	0.001
Lymphocyte Count and Platelet Count	0.090885	0.05
Lymphocyte Count and Packed Cell Volume	0.179913	0.05
Lymphocyte Count and Hemoglobin	0.035250	0.005
Lymphocyte Count and Serum Calcium	0.904	0.001
Lymphocyte Count and NLR	-0.341	0.005
Lymphocyte Count and PLR	-0.401	0.005

CAPÍTULO 5

DISCUSSÃO

A relação neutrófilos/linfócitos (NLR) foi introduzida como um potencial biomarcador de inflamação e a NLR e a PLR eram elevadas em doentes com ESRD em hemodiálise, o que pode implicar que a ESRD permanece no grupo de doenças não transmissíveis que se caracterizam por processos pró-inflamatórios elevados no doente.

Neste estudo, observou-se que a contagem de linfócitos se correlaciona negativamente com a NLR com um coeficiente de -0,341. Outra descoberta neste estudo foi que a contagem de linfócitos diminui com o aumento da NLR, PLR, e também foi observado que a contagem de linfócitos diminui à medida que o cálcio sérico diminui, indicando que o cálcio pode desempenhar um papel significativo na cinética e nas funções dos linfócitos em pacientes em hemodiálise, além disso, um estudo recente de Fracchia mostra que o cálcio desempenha um papel importante no funcionamento adequado, na ativação e na proliferação de linfócitos (Fracchia, 2013).

Em condições normais de saúde, os rins convertem a vitamina D numa hormona ativa chamada calcitriol. Esta hormona ajuda a aumentar a absorção de cálcio do intestino para a corrente sanguínea (Gergely, 2013).

Neste estudo, o nível de cálcio sérico foi significativamente mais baixo quando comparado com os indivíduos de controlo, bem como com os valores de referência, particularmente em 81% dos ESRD. A razão para este facto deve-se a uma deficiência

de calcitriol devido a uma insuficiência renal que, por sua vez, prejudicou a absorção de cálcio no intestino. O volume de células compactadas era baixo em 99% dos indivíduos estudados. Este facto pode dever-se à incapacidade do rim para libertar eritropoietina, uma hormona necessária para a produção adequada de glóbulos vermelhos nos seres humanos. Dos 78 indivíduos investigados, observou-se que a NLR era mais elevada nos doentes com ESRD que apresentavam complicações médicas graves. Este resultado tende a indicar o facto de a NLR elevada ser um sinal de mau resultado em indivíduos em hemodiálise, tal como referido em estudos anteriores: Hatice, Kimmel e Pecoit-Filho (kimmeleta/., 1998; Pecoit-Filho, *et al.,* 2002; Haticeeta/., 2012;).

Neste estudo, foi observada uma NLR significativamente mais elevada nos doentes em hemodiálise. Acredita-se que os mecanismos que conduzem a uma NLR elevada nos doentes em hemodiálise podem dever-se aos neutrófilos durante os processos inflamatórios, uma vez que, na ESRD, as inflamações ocorrem devido a forças hipodinâmicas nas células epiteliais vasculares, as forças hipodinâmicas observadas na ESRD devem-se a alterações na proporção de proteínas plasmáticas, pressão oncótica e desequilíbrio eletrolítico decorrentes da insuficiência renal (Binnetoglu, et *al.*, 2014). A baixa contagem de linfócitos observada em indivíduos em HD com ESRD pode ser atribuída ao facto de os neutrófilos observados na resposta inflamatória inibirem o sistema imunitário ao suprimirem a atividade das células imunitárias, tais como os linfócitos, as células T activadas e as células assassinas naturais, tal como referido por Petrie et *al.*, 2007. Além disso, foi relatado que os linfócitos aderiram às células epiteliais vasculares inflamadas, reduzindo assim a sua quantidade no sistema sanguíneo periférico (Heinrich, 2003).

Observa-se que o nível de cálcio e a contagem de linfócitos no sangue diminuem numa proporção comparável, o que indica que a cinética e a função dos linfócitos podem estar dependentes da quantidade de cálcio sérico.

Observou-se que a NLR é um índice importante na gestão de doentes com ESRD em hemodiálise de manutenção. Uma NLR elevada é uma medida da competência imunitária dos doentes e é um sinal de mau resultado para os doentes em hemodiálise (Reddan *et al.,* 2003).

E também alguns dos resultados concordam com os de Sakato em 2014, segundo os quais a PLR e a NLR podem prever a inflamação em HDP. (sakato et *al., 2014)* Um resultado semelhante foi também obtido por Kultigin em 2013, que referiu no seu trabalho que a PLR e a NLR podem prever a inflamação em doentes com ESRD (Kultigin et *al.,* 2013).

Estes resultados indicam que um simples cálculo da NLR pode ser um biomarcador alternativo para a avaliação da inflamação em doentes com ESRD. Uma NLR superior a três foi associada a uma pior sobrevivência na maioria dos subgrupos, locais e estádios da doença, tal como referido por Templeton (Templeton et *al., 2014}.*

Neste estudo, observa-se que, utilizando os resultados de um hemograma completo com glóbulos brancos diferenciais, é fácil calcular o rácio entre a contagem absoluta de neutrófilos e a contagem de linfócitos. Na prática, se o número de neutrófilos for 4 vezes superior ao de linfócitos (>3:1), então, estatisticamente, o doente tem um pior prognóstico do que se o rácio for inferior a 3:1.

CAPÍTULO 6

RECOMENDAÇÕES

Recomenda-se, com base neste estudo, que a NLR e a PLR não sejam ignoradas no nosso hemograma completo de rotina, especialmente nos doentes em fase terminal de hemodiálise, e que o nível de cálcio sérico nas HDP seja monitorizado e ajustado regularmente para aumentar a contagem de linfócitos e, por extensão, a imunidade dos doentes em hemodiálise de manutenção.

CONCLUSÃO:

Num estudo realizado no Estado de Adamawa, no nordeste da Nigéria, a contagem média de linfócitos, o volume de células compactadas, a hemoglobina e o nível de cálcio sérico foram significativamente mais baixos e os valores de neutrófilos e da NLR foram significativamente mais elevados em doentes com ESRD submetidos a hemodiálise em comparação com indivíduos clinicamente saudáveis. Além disso, a contagem de linfócitos estava negativamente correlacionada com o valor da NLR e positivamente com o nível de cálcio sérico, o que indica que o cálcio pode desempenhar um papel importante na cinética dos linfócitos em doentes com ESRD que recebem hemodiálise de manutenção no Norte da Nigéria.

LISTA DE ABREVIATURAS:

EDTA – Ethylene diamine tetraacetic acid

NLR – neutrophil-to-lymphocyte ratio

ESRD- End stage renal disease

PLR - Platelet-to-lymphocyte ratio

CAPÍTULO 7

REFERÊNCIAS

Agarwala, S.S., Keilholz, U., Gilles, E., Bedikian, A.Y., Wu, J., Kay, R., et *al.,* (2009). Correlação da LDH com a sobrevivência no melanoma avançado a partir de dois grandes ensaios aleatórios. *EuropeanJournal of Cancer;***45:** 1807-1814.

A. I. Vinik, T. Erbas, T. SunPark, R. Nolan, e G.L. Pittenger, (2001) "Platelet dysfunction in type2 diabetes,"Diabetes Care, 24:8.pp. 1476-1485.

Azab, B., Bhatt, V. ePhookan, J.(2012). Utilidade do rácio neutrófilos/linfócitos na previsão da mortalidade a curto e longo prazo em doentes com cancro da mama.Journal *of* SurgeryOncology;19(l):217-224.

Binnetoglu, E., §engiil, E., Halhalh, G., Dindar, S., e$en, H.(2014). A razão neutrófilo-linfócito é um indicador de proteinúria na doença renal crónica? *Journal ofClinical Laboratory Analysis* ;28(6):487-492.

Blake, G.J., andRidker P.M.(2002). Inflammatory bio-markers and cardiovascular risk prediction.Journal *oflnternal Medicine,* **252;** 283-294.

Block, G. A., Klassen, P. S., Lazarus, J. M., Ofsthum, N., Lowrie, E. G., eChertow, G. M. (2004). Mineral metabolism, mortality, and morbidity

em hemodiálise de manutenção. hemodiálise de manutenção.Journal *da Sociedade Americana de Nefrologia\5'.* 2208-2218.

Bugada, D., Allegri, M., Lavand'homme, P., De-Kock, M., eFanelli, G. (2014). Pontuações baseadas na inflamação: um novo método para estratégias orientadas para o paciente e melhor resultado perioperatório em pacientes com cancro. *Biomedical International journal* ;**14:** 24-25.

Cedres S., Torrejon D., Martinez A., Martinez P., Navarro A., Zamora E., *et al.,* (2012). Relação neutrófilos/linfócitos (NLR) como indicador de mau prognóstico no cancro do pulmão de células não pequenas em estádio IV.ClinicalTransplantOncology *journal* ;14:864-869.

C. Cerletti, C. Tamburrelli, B. Izzi, F.Gianfagna, G. deGaetano ,(2012): "Plateletleukocyte interactions in thrombosis, "ThrombosisResearchl29:3.263-266.

Donato D., Dimitrios D., Nicholas C., Jana R., andKarel R. (1992) Effects of Hemodialysis on Activation of Lymphocytes: Análise por um Modelo de Diálise In Vitro. *Journal of AmericanSociety of Nephrology.* **2:** 1490-1497.

Egbi, O. G., Okafor, U. H., Miebodei, K. E., Kasia, B. E., Kunle-Olowu, O. E., e Unuigbe, E. 1.(2014). Prevalência e correlações da doença renal crónica entre funcionários públicos no estado de Bayelsa, Nigéria. *Nigeria Journal ofClinical Practice',* 17:602-607.

El-Hag, A. e Clark, R. (1987).Imunossupressão por neutrófilos humanos activados.Dependência do sistema mieloperoxidase. Journal of *Immunology",* **139(7)** :2406-2413.

Epaminondas Z., andNikolitsa.A. (2009).Inflammatory biomarkers in coronary artery disease. *Journal of Cardiology;* **53 (3):** 317-333.

Foley, R.N., Parfrey, P.S. andSamak, M.J. (1998).Clinical epidemiology of cardiovascular disease in chronic renal disease.American *Journal of Kidney Disease.* **32:**112-119.

Fung, F., Sherrard, D.J. e Gillen, D.L. (2002). Increased risk for cardiovascular mortality among malnourished end-stage renal disease patients.American *Journalof Kidney Disease',* **40:307-314**.

Hatice, S., Lale,S., Mehmet, S., Orhan, M. AndAhmetT. (2012). A relação entre a contagem diferencial de leucócitos, a relação neutrófilo-linfócito e a presença e gravidade da doença arterial coronariana. *Jornal de Medicina Interna* 2: 163-169.

Haumer, M., Amighi, J., Exner, M., Mlekusch, W., Sabeti, S., Schlager, O., *etal.,* (2005).Associação de neutrófilos e futuros eventos cardiovasculares em pacientes com doença arterial periférica.Journal *of Vascular Surgery',* 41:610-617.

Heinrich, P. C. (2003). Princípio da sinalização de citocinas do tipo interleucina-6 e sua regulação.*Journal of Biochemistry.* **374,** 1-20.

Hirano T, (1986). ADN complementar para uma nova interleucina humana (BSF-2) que induz os linfócitos B a produzir imunoglobulina. Nature *Journal;* **324:73-76.**

Jilma, B., Blann, A., Pemerstorfer, T., Stohlawetz, P., Eichler, H.G., Vondrovec, B., *et al.,* (1999).Regulation of adhesion molecules during human endotoxemia. Sem efeitos agudos da aspirina. *American Journal of Respiratory and Critical Care Medicine,* **159:857-863.**

Johnson, D. W., Wiggins, K. J. e Armstrong, K. A. (2005). Elevated white cell count at commencement of peritoneal dialysis predicts overall and cardiac mortality. *Journal of Kidney International',*

Kato, S., Chmielewski, M., Honda, H., Pecoits-Filho, R., Matsuo, S., Yuzawa, Y., *etal.,* (2012).Aspectos da disfunção imunitária na doença renal terminal.Clinical *Journal of American Society of Nephrology;3(5)'A526-* 1533.

Kakali Ghoshal, Maitree Bhattacharyya. (2014) Visão geral da fisiologia das plaquetas: O seu papel hemostático e não hemostático na patogénese da doença. Revista Científica Mundial Volume 2014, P.16.

Keizman, D., Gottfried, M. andlsh-Shalom, M. (2012). Rácio neutrófilos/linfócitos pré-tratamento em doentes com cancro da próstata metastático resistente à castração tratados com cetoconazol: associação com o resultado e nomograma preditivo. *Journal of Oncology;* 17(12):1508-1514.

Kultigin T., Faith M., Fatih O., Adalet O., Emin M., AysuO.,et *al.,* (2013).O rácio plaquetas/linfócitos prevê melhor a inflamação do que o rácio neutrófilos/linfócitos em doentes com doença renal em fase terminal.

Journal of hemodialysis International', **17 (3)** 391-396.

Kuwae, N., Kopple, J.D. and Kalantar-Zadeh, K.(2005) A low lymphocyte percentage is a predictor of mortality and hospitalization in hemodialysis patientsJournal *of Clinical Nephrology'*,63(l):22-34.

Lavin-Gomez, B.A., Palor-Fontanet, R., Gago-Fraile, M., Quintanar-Lartundo, J. A., Gomez-Palomo, E., Gonzalez-Lamuno, D., *et al.,* (2011).Inflammation Markers, Chronic Kidney Disease, and Renal Replacement Therapy *Journal of Advanceperitoneal Dialysis; **27**:33-37.*

Libby, P. (2000). Changing Concepts of atherogenesis. Journal *Internal Medicine* **247:** 349-358.

Manal A. E. e Shaimaa A. P., (2015). Contagem de subconjuntos de linfócitos do sangue periférico em crianças em hemodiálise regular. *Revista Internacional de Imunologia;* 3 (1): 1-6.

Memoli, B., Postiglion, L. andCianciaruso, B. (2000).Papel de diferentes membranas de diálise na libertação do recetor solúvel de interleucina-6 em doentes urémicos.*Journal ofKidney International.5$:* 417-424.

Odenigbo, C, U., Oguejiofor, O. C., Onwubuya, E. LandOnwukwe, C.

H.(2014). A prevalência de doença renal crónica em indivíduos reformados aparentemente saudáveis em Asaba, Nigéria.*Journal of Medical and Health Science',* 4:128132.

Okyay, G., Inal, S., One?, K., Er,E., Pa§aoglu, O., Pa§aoglu, H., *et al.,* (2013).Neutrophil to lymphocyte ratio in evaluation of inflammation in patients with chronic kidney *diseaseJournal Renal Failure',* **35(l):29-36.**

Panichi, V., Tetta, C., Rindi, P., Palla, R.andLonnermann, G. (1998). A proteína C-reativa plasmática está ligada à produção de interleucina-6 associada à filtração posterior. *American Journal of Nephrology; 44:* 415-417.

Pecoits-Filho, R., Barany, P., Lindholm, B., Heimburger, O. e Stenvinkel, P. (2002). Interleukin-6 is an independent predictor of mortality in patients starting dialysis treatment. *Journal of Nephrology Dialysis Transplantation,*17: 1684-1688.

Petrie, H.T., Klassen, L.W. e Kay, H.D. (1985).Inibição da atividade dos linfócitos T citotóxicos humanos in vitro por granulócitos de sangue periférico autólogo.*Journal of* Immunology.;134(l):230-234.

Reddan, D. N., Klassen, P. S.andSzczech, L. A. (2003).White blood cells as a novel mortality predictor in hemodialysis patients. *Journal of Nephrology Dialysis Transplantation* 18:1167-1173.

Roberto, P., Bengt, L., Jonas, A. e Peter, S.,(2003). Atualização sobre a interleucina e o seu papel na insuficiência renal crónica. *Jornal de Nefrologia. Dialysis Transplantation',!#* **(6):** 1042-1045.

Sakato, K., Tomoko, A., Bengt, L. e Shoichi, M. (2015). Razão neutrófilo / linfócito: Um promissor marcador de prognóstico em pacientes com doença renal crónica. *Jornal de Inflamação e Sinal Celular;2:683-*685.

Schieffer, B. E., Schieffer, D., Hilfiker-Kleiner, A., Hilfiker, P.T., Kovanen, M., Kaartinen, J.,et *al.,* (201 l).Expression of angiotensin II and interleukin 6 in

placas ateroscleróticas coronárias humanas: potenciais implicações para a inflamação e estabilidade da placacirculação, **101;** 1372-1378

.

Schiff, H., Lang, S. M., Stratakis, D. e Fischer, R. (2001).Effect of ultrapure dialysis fluid on nutritional status and inflammatory parameters. Journal *of Nephrology Dialysis Transplantation;* **16:** 1863-1869.

Silversyein, D.M. (2009). Inflammation in chronic kidney disease: role in the progression of renal and cardiovascular disease, *journalofPediatricNephrology:24(8y.* 1445-1452.

Steinvinkel, P., Barany, P., Heimburger, O., Pecoits-Filho, R.eLindholm, B. (2002). Mortalidade, desnutrição e aterosclerose na ESRD: qual é o papel da interleucina-6? *Kidney International journal,* **61:** 103-108.

Tadeusz O., Jaroslaw W., Andrzej L., Joanna S., Anna K. e Malgorzata G. (2015). O rácio plaquetas/linfócitos como preditor de mortalidade por todas as causas em doentes com intervenção coronária e implantação de stent. *Journal of Saudi Heart Associat/on*;27(3):144- 1 51.

Takahashi, T., Kubota, M., Nakamura, T., Ebihara, I. e Koide, H. (2000). Expressão do gene da interleucina-6 em células mononucleares periféricas de doentes

em hemodiálise ou diálise peritoneal ambulatorial contínuaJournal *of Renal Failure;* 22:345-354.

Tamhane, U., Aneja, S., Montgomery, D., Rogers, E., Eagle, K.eGurm, H.S. (2008). Associação entre o rácio de neutrófilos para linfócitos na admissão e os resultados em pacientes com síndrome coronária aguda.American *Journal ofCardiology,* 102:653-657.

Templeton, A.J., McNamara, M.G. e Seruga, B. (2014). Papel prognóstico da razão neutrófilo-linfócito em tumores sólidos: uma revisão sistemática e meta-análise. *Jornal do Instituto Nacional do Cancro;* **106(6):** 145-149.

Turkmen, K., Guney, I., Yerlikaya, F.H. e Tonbul, H.Z. (2012).A relação entre o rácio neutrófilos/linfócitos e a inflamação em doentes com doença renal terminal. *Journal* ofRenalFailure;34:155-159.

Ugboja F. O. (2015). Insuficiência renal: Uma Ameaça Crónica em Ascensão. *Jornal da Instituição Nacional do Cancro',* **106(6):8-ll**

Vanden B., (2000). Transdução de sinal pelo fator de necrose tumoral e regulação genética da citocina inflamatória interleucina-6. *Biochemical Pharmacology journal.bfr.* 1185-1195.

Yeun, J.Y., Levine, R.A., Mantadilok, V. e Kaysen, G.A., (2000).C-Reactive protein predicts all-cause and cardiovascular mortality in hemodialysis patients. *American Jounal Kidney Disease",* 35:469-476.

Zazula, A.D., Precoma-Neto, D., Gomes, A.M., Kruklis, H., Barbieri, G.F., Forte, R.Y., *etal.,* (2008).Avaliação da relação neutrófilos/linfócitos em pacientes com suspeita de síndrome coronariana aguda. *Revista Americana de Cardiologia,* 90:31-36.

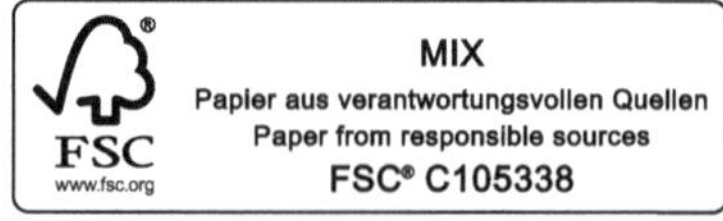

Printed by Books on Demand GmbH, Norderstedt / Germany